Das Komplette Mittelmeer- Kochbuch Für Einsteiger

Schritt-Für-Schritt-Anleitung Mit Einfachen Mediterranen Rezepten Zum Abnehmen Und Für Ein Gesundes Leben

Kelly Spencer - Sabine Martin

Hinweis auf den Haftungsausschluss:

Bitte beachten Sie, dass die in diesem Dokument enthaltenen Informationen nur zu Bildungs- und Unterhaltungszwecken dienen. Alle Anstrengungen wurden unternommen, um genaue, aktuelle und zuverlässige und vollständige Informationen zu präsentieren. Es werden keine Garantien jeglicher Art erklärt oder impliziert. Die Leser erkennen an, dass der Autor sich nicht an der rechtlichen, finanziellen, medizinischen oder professionellen Beratung beteiligt. Der Inhalt dieses Buches wurde aus verschiedenen Quellen abgeleitet. Bitte wenden Sie sich an einen lizenzierten Fachmann, bevor Sie die in diesem Buch beschriebenen Techniken ausprobieren.

Mit der Lektüre dieses Dokuments erklärt sich der Leser damit einverstanden, dass der Autor unter keinen Umständen für direkte oder indirekte Verluste verantwortlich ist, die durch die Verwendung der in diesem Dokument enthaltenen

Informationen entstehen, einschließlich, aber nicht beschränkt

auf Fehler, Auslassungen oder Ungenauigkeiten.

Inhaltsverzeichnis

Einleitung

Vielen Dank für den Kauf *Das Komplette Mittelmeer-Kochbuch Für Einsteiger: Schritt-Für-Schritt-Anleitung Mit Einfachen Mediterranen Rezepten Zum Abnehmen Und Für Ein Gesundes Leben.*

Genau die nahrhaften Fette, die bei der mediterranen Diät gefunden werden, sind höchstwahrscheinlich einer dieser Schlüssel in Ihre Blutdrucksenkung, die im dritten Essmuster der Menschen zu beobachten ist. Diese gesunden Fette enthalten die einfach ungesättigten Fette in Olivenöl sowie einige Nüsse und auch die Omega3-Fettsäuren in vielen Fischen vorhanden. Es ist billig. Der Mediterrane Ernährungsplan ist auch dann erhältlich, wenn Sie im Haushalt sind. Hülsenfrüchte, Obst, Gemüse, Kräuter, Vollkornprodukte und Kokosöl sind billiger, weil sie scheinen. Allerdings bieten sie so viel Vielseitigkeit in der

Küche.

Steigern Sie die Intelligenz

Die Mediterrane Ernährung kann auch der verminderten Leistungsfähigkeit des Geistes entgegenwirken. Die Entscheidung für diesen Lebensstil kann Ihnen erlauben, Ihr Gedächtnis zu erhalten, was zu einem allgemeinen Schub in Ihrer kognitiven Gesundheit und Fitness. Gemüse wie Brokkoli, Spinat, sowie Früchte wie Himbeeren, Kirschen, und Erbsen haben alle Antioxidantien, die freie Radikale neutralisieren, die Ihren Geist beeinflussen. Die mediterrane Ernährung neigt dazu, sich auf einfach ungesättigte Fette zu konzentrieren, die Öle wie Kokosöl enthalten. Die Öle und auch die essentiellen Fettsäuren, die Sie aus Omega-3 (vom Bass) gewinnen, vereinen sich, um Ihre Arterien intakt zu halten. Das erhöht die Fitness des eigenen menschlichen Gehirns und reduziert Ihre Wahrscheinlichkeit, Krankheiten wie Alzheimer und Demenz zu haben.

Fördern Sie Entspannung

Die mediterrane Ernährung kann überraschenderweise den Komfort fördern. Die Ernährung kann Ihre Insulinraten senken und auch dazu führen, dass Sie sich entspannt fühlen. Hoher Blutzucker kann Sie hyperaktiv und nach dem Wrack machen; jedoch ausgewogene Mahlzeiten mit viel Vollkorn, Gemüse, Früchten usw. zu essen. hilft, den Blutzucker zu stabilisieren, so dass Sie sich entspannen und ausruhen. Da ein wesentlicher Teil dieses Lebensstils das Essen mit Der Familie am Esstisch ist, wird der Komfort maximiert. Mit einer hochwertigen Mahlzeit auf Ihrer Rute, Komfort wird wahrscheinlich transparent mit diesem spezifischen Diät-Programm sein.

Verbessern Sie Ihre Disposition

Der Ernährungsplan kann es ermöglichen, günstig zu bleiben, auch wenn sich die Dinge nicht bewegen. Gesund am Leben tut dies. Immer wenn du genug Nahrung gegessen hast, um Gas zu geben, mit viel Nahrung, findet der Körper. Erfüllung und Ausdauer verbessern Ihre Stimmung. Für Sie, die Verwendung der Diät genau ist wahrscheinlich dazu führen, dass Sie das Gefühl, als ob Sie etwas Gutes für sich selbst tun und damit verbessert Ihre allgemeine Stimmung.

Verbesserung der Hautbeschwerden

Fische verbrauchen Omega3-Efas. Sie stärken das

Hautgewebe und helfen ihm, noch glänzender und elastischer

zu werden. Ätherisches Olivenöl, Rotwein und Beeren

enthalten viele Antioxidantien, um vor Hautschäden durch

chemische Reaktionen und auch längere Sonneneinstrahlung

zu schützen.

Alzheimer-Krankheit

Sobald wir älter werden, unser Gehirn Psychologe. In vielen Studien, darunter eine in Neurology im Jahr 2017 veröffentlicht, Forscher entdeckten, dass Personen, die nach dieser Mediterrane-Diät essen in der Regel eine beeindruckendere Gehirngröße im Vergleich zu Menschen, die nicht auf diese Weise essen. Einige Ärzte spekulieren, dass die Verwendung eines größeren Gehirns helfen kann, die Möglichkeit von Herzproblemen, einschließlich Demenz und Alzheimer-Krankheit, zu senken.

Herz-Kreislauf-Erkrankungen

Viele medizinische Fachkräfte sind sich darin, dass die mediterrane Ernährung die Wahrscheinlichkeit von Herz-Kreislauf-Erkrankungen verringert, so eine Institution in den Ernährungsrichtlinien für Amerikaner.

Frühstück

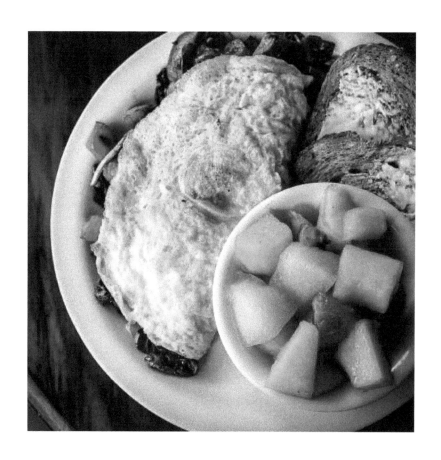

Gebackenes Haferflocken mit Zimt

Zubereitungszeit: 10 Minuten

Kochzeit: 25 Minuten

Portionen: 4

Zutaten:

• 1 Tasse Haferflocken

• 1/3 Tasse Milch

• Eine Birne, gehackt

• Ein Teelöffel Vanilleextrakt

• Ein Esslöffel Splenda

• Ein Teelöffel Butter

• 1/2 Teelöffel gemahlener Zimt

• Ein Ei, geschlagen

Wegbeschreibungen:

1. Die große Schüssel vermischt Haferflocken, Milch, Ei, Vanilleextrakt, Splenda und gemahlenen Zimt.

2. Butter schmelzen und in die Haferflockenmischung geben.

3. Dann fügen Sie gehackte Birne und rühren Sie es gut.

4.Übertragen Sie die Haferflockenmischung auf die

Auflaufform und glätten Sie sanft. Bedecken Sie es mit Folie

und sichern Sie die Kanten.

5.Backen Sie das Haferflocken für 25 Minuten bei 350F.

Ernährung:

•Kalorien: 151

•Fett: 3,9 g

•Faser: 3,3 g

•Kohlenhydrate: 23,6 g

•Protein: 4,9 g

Bananenhafer

Zubereitungszeit: 10 Minuten Kochzeit: 0 Minuten

Portionen: 2 Zutaten:

• Eine Banane, geschält und in Scheiben geschnitten

• 3/4 Tasse Mandelmilch

• 1/2 Tasse kalt gebrühter Kaffee

• Zwei Datteln entsteint Zwei Esslöffel Kakaopulver

• 1 Tasse gerollter Hafer Ein und 1/2 Esslöffel Chia-Samen

Wegbeschreibungen:

1.In einen Mixer, kombinieren Sie die Banane mit der Milch und den restlichen Zutaten, pulsieren, in Schüsseln teilen und Frühstück servieren.

Ernährung:

• Kalorien: 451 Fett: 25,1 g

• Faser: 9,9 g Kohlenhydrate: 55,4 g

• Protein: 9,3 g

Almond Chia Porridge

Zubereitungszeit: 10 Minuten

Kochzeit: 30 Minuten

Portionen: 4

Zutaten:

- 3 Tassen Bio-Mandelmilch

- 1/3 Tasse Chia-Samen, getrocknet

- Ein Teelöffel Vanilleextrakt

- Ein Esslöffel Honig

- 1/4 Teelöffel gemahlener Kardamom

Wegbeschreibungen:

1. Mandelmilch in den Topf gießen und zum Kochen bringen.

2. Dann kühlen Sie die Mandelmilch auf Raumtemperatur (oder appx. Für 10-15 Minuten).

3. Hinzufügen Vanille-Extrakt, Honig, und gemahlenen Kardamom. Gut umrühren.

4. Danach, fügen Sie Chia-Samen und rühren Sie wieder.

5.Schließen Sie den Deckel und lassen Sie Chia-Samen die

Flüssigkeit für 20-25 Minuten einweichen.

6.Übertragen Sie den gekochten Brei in die Servierramekins.

Ernährung:

•Kalorien: 150

•Fett: 7,3 g

•Faser: 6,1 g

•Kohlenhydrate: 18 g

•Protein: 3,7 g

Kakao Haferflocken

Zubereitungszeit: 10 Minuten

Kochzeit: 15 Minuten

Portionen: 2

Zutaten:

- 1 1/2 Tasse Haferflocken

- Ein Esslöffel Kakaopulver

- 1/2 Tasse schwere Creme

- 1/4 Tasse Wasser

- Ein Teelöffel Vanilleextrakt

- Ein Esslöffel Butter

- Zwei Esslöffel Splenda

Wegbeschreibungen:

1. Verrühren Sie Haferflocken mit Kakaopulver und Splenda.

2. Transfer die Mischung in den Topf.

3. Hinzufügen Vanille-Extrakt, Wasser und schwere Sahne.

Rühren Sie es vorsichtig mit Hilfe des Spachtels.

4.Schließen Sie den Deckel und kochen Sie ihn für 10-15

Minuten bei mittlerer Hitze.

5.Entfernen Sie das gekochte Kakao Haferflocken aus der

Hitze und fügen Sie Butter hinzu. Rühren Sie es gut.

Ernährung:

•Kalorien: 230

•Fett: 10,6 g

•Faser: 3,5 g

•Kohlenhydrate: 28,1 g

•Protein: 4,6 g

Eier mit Zucchini Nudeln

Zubereitungszeit: 10 Minuten

Kochzeit: 11 Minuten

Portionen: 2

Zutaten:

• Zwei Esslöffel natives Olivenöl extra

• Drei Zucchinis, geschnitten mit einem Spiralisierer

• Vier Eier

• Salz und schwarzer Pfeffer nach Geschmack

• Eine Prise Paprikaflocken

• Kochspray

• Ein Esslöffel Basilikum, gehackt

Wegbeschreibungen:

1. In einer Schüssel, kombinieren Sie die Zucchini-Nudeln mit Salz, Pfeffer und Olivenöl und werfen Sie gut.

2. Fetten Sie ein Backblech mit Kochspray und teilen Sie die Zucchini-Nudeln in vier Nester darauf.

3.Crash ein Ei auf jedem Nest, streuen Salz, Pfeffer und

PfefferFlocken auf der Spitze, dann backen bei 350 Grad F für

11 Minuten.

4.Teilen Sie die Mischung zwischen den Tellern, streuen Sie

das Basilikum auf der Oberseite, und servieren.

Ernährung:

•Kalorien: 296

•Fett: 23,6 g

•Faser: 3,3 g

•Kohlenhydrate: 10,6 g

•Protein: 14,7 g

Kartoffel Jakobsmuscheln mit Trüffelöl

Zubereitungszeit: 5 Minuten

Kochzeit: 25 Minuten

Portionen: 1

Zutaten:

• 4 un Jakobsmuscheln

• 3 oz Kartoffel

• 1/2 oz Parmesankäse

• 1/2 TL Kalkschale

• 1/2 oz Butter

• 1 EL Olivenöl

• 1 1/2 TL Trüffelöl

• 1 TL Rucola

• 2/3 Oz Kirschtomaten

• Ein Schnittlauch

• 1/2 TL Thymian

• Meersalz nach Geschmack

- Gemahlener schwarzer Pfeffer nach Geschmack

Wegbeschreibungen:

1. Fry Jakobsmuscheln auf beiden Seiten in Olivenöl mit Thymian. Salz, Pfeffer.

2. Separat die Kartoffeln kochen und durch ein Sieb reiben. Fügen Sie die Schale von Limette, geriebenem Parmesankäse und Butter hinzu. Salz, Pfeffer.

3. Leicht erwärmen Sie die Rucola und Kirschtomaten in Olivenöl. Kartoffelpüree durch den Ring auf einen Teller legen, Jakobsmuscheln symmetrisch darauf legen, Rucola und Kirsche auf die Jakobsmuscheln legen, mit Thymian und Zwiebeln garnieren, mit Trüffelöl gießen.

Ernährung:

- Kalorien: 279 Fett: 59,8 g Protein: 24,5 g
- Kohlenhydrate: 18,9 g

Morgenkuchen mit Haferflocken, Bananen und Heidelbeeren

Zubereitungszeit: 10 Minuten

Kochzeit: 40 Minuten

Portionen: 4

Zutaten:

• Zwei Stück Bananen

• 1 Tasse Heidelbeeren

• 3 EL Honig

• 1oz Walnüsse

• 1 Tasse Haferflocken

• 200 ml Milch

• 1/3 TL Zimt

• Ein Hühnerei

• 1 TL Vanille

• 1 TL Puderzucker

Wegbeschreibungen:

1. Heizen Sie den Ofen auf 375 F.

2.Nehmen Sie die Gerichte (Ich benutze eine Größe von 25x15 cm), in dem wir einen Kuchen backen. Bedecken Sie den Boden und die Seiten der Folie (wenn Sie eine Keramikschale haben, müssen Sie sie ein wenig mit Öl fetten; ohne die Folie ist nicht notwendig).

3.Schneiden Sie die Bananen in Ringe und legen Sie sie in die vorbereiteten Gerichte. Dort fügen wir die Hälfte der Heidelbeeren, 1/4 TL Zimt, 1 EL Honig hinzu und decken mit Folie ab. 15 Minuten backen, bis die Bananen weich sind.

4.Dann, in einer Schüssel, mischen Sie das Haferflocken, die Hälfte der Walnüsse, das Backpulver für den Teig, und den restlichen Zimt; alles mischen. In einer separaten Schüssel den restlichen Honig, Milch, Eier und Vanille schlagen.

5.Holen Sie Bananen mit Heidelbeeren aus dem Ofen, bestreuen Sie mit einer Haferflockenmischung. Dann gleichmäßig gießen Sie die Mischung aus Milch. Mit den restlichen Heidelbeeren und Walnüssen bestreuen.

6.Backen Sie den Kuchen für mindestens 30 Minuten, oder bis sich oben eine goldbraune Kruste bildet. Zur Dekoration mit Puderzucker bestreuen. Warm servieren.

Ernährung:

- Kalorien: 83

- Fett: 2,2 g

- Protein: 2,5 g

- Kohlenhydrate: 14 g

Snacks

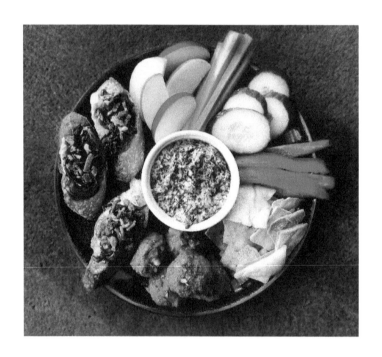

Umwickelte Pflaumen

Zubereitungszeit: 5 Minuten

Kochzeit: 0 Minuten

Portionen: 8

Zutaten:

•2 Unzen Prosciutto, in 16 Stücke geschnitten

•Vier Pflaumen, geviertelt

•Ein Esslöffel Schnittlauch, gehackt

•Eine Prise Paprikaflocken, zerkleinert

Wegbeschreibungen:

1.Wrap jedes Pflaumenviertel in eine Schinkenscheibe, ordnen

Sie sie alle auf einem Teller an, streuen Sie die Schnittlauch

und Pfefferflocken überall, und servieren.

Ernährung:

•Kalorien: 30 Fett: 1g Kohlenhydrate: 4g

•Protein: 2g Natrium: 439 mg

Geräucherter Lachs Crudités

Zubereitungszeit: 10 Minuten

Kochzeit: 15 Minuten

Portionen: 4

Zutaten:

• 6 Unzen geräucherter Wildlachs

• Zwei Esslöffel gerösteter Knoblauch Aioli

• Ein Esslöffel Dijon Senf

• Ein Esslöffel gehackte Jakobsmuscheln, nur grüne Teile

• Zwei Teelöffel gehackte Kapern

• 1/2 Teelöffel getrockneter Dill

• Vier endividive Speere oder Herzen von romaine

• 1/2 englische Gurke, in 1/4 Zoll dicke Runden geschnitten

Wegbeschreibungen:

1. Den geräucherten Lachs grob schneiden und in eine kleine Schüssel geben. Aioli, Dijon, Jakobsmuscheln, Kapern und Dill dazugeben und gut vermischen.

2.Top Speer- und Gurkenrunden mit einem Löffel räucherter

Lachsmischung und genießen Sie gekühlt.

Ernährung:

• Kalorien: 92

• Fett: 5g

• Kohlenhydrate: 1g

• Protein: 9g

• Natrium: 714 mg

Gefüllter Sellerie

Zubereitungszeit: 15 Minuten

Kochzeit: 20 Minuten

Portionen: 3

Zutaten:

•Olivenöl

•1 Knoblauchzehe, gehackt

•2 EL Pinienkerne

•2 EL trocken geröstete Sonnenblumenkerne

•1/4 Tasse italienische Käsemischung, geschreddert

•8 Stiele Sellerieblätter 1 (8-Unze) fettfreien Frischkäse

•Kochspray

Wegbeschreibungen:

1.Sauté Knoblauch und Pinienkerne über eine mittlere Einstellung für die Hitze, bis die Nüsse goldbraun sind. Schneiden Sie die breite Basis und die Oberteile von Sellerie ab.

2.Entfernen Sie zwei dünne Streifen von der runden Seite des Selleries, um eine flache Oberfläche zu schaffen.

3.Italienischen Käse und Frischkäse in einer Schüssel mischen und in geschnittene Selleriestiele verteilen.

4.Bestreuen Sie die Hälfte der Selleriestücke mit Sonnenblumenkernen und eine Hälfte mit der Pinienkernmischung. Bedecken Sie die Mischung und lassen Sie sie mindestens 4 Stunden vor dem Essen stehen.

Ernährung:

• Kalorien: 64

• Kohlenhydrate: 2g

• Fett: 6g

• Protein: 1g

White Bean Dip

Zubereitungszeit: 10 Minuten

Kochzeit: 0 Minuten

Portionen: 4

Zutaten:

•15 Unzen weiße Bohnen in Dosen

•6 Unzen Konserven ArtischockenHerzen, entwässert und geviertelt

•Vier Knoblauchzehen, gehackt

•Ein Esslöffel Basilikum, gehackt

•Zwei Esslöffel Olivenöl

•Saft von 1/2 Zitrone

•Zest von 1/2 Zitrone, gerieben

•Salz und schwarzer Pfeffer nach Geschmack

Wegbeschreibungen:

1.In Ihre Küchenmaschine, kombinieren Sie die Bohnen mit den Artischocken und den Rest der Zutaten außer dem Öl. Pulsieren Sie gut.

2.Fügen Sie das Öl nach und nach, pulsieren Sie die Mischung

wieder, teilen Sie sich in Tassen, und dienen als Party-Dip.

Ernährung:

•Kalorien: 27

•Fett: 11.7g

•Kohlenhydrate: 18.5g

•Protein: 16,5 g

•Natrium: 668 mg

Nachos

Zubereitungszeit: 5 Minuten

Kochzeit: 10 Minuten

Portionen: 4

Zutaten:

• 4-Unzen Restaurant-Stil Mais Tortilla Chips

• 1 mittelgroße grüne Zwiebel, in dünne Scheiben geschnitten

(ca. 1 EL)

• 1 (4 Unzen) Paket fein zerbröselt Feta-Käse

• 1 fein gehackte und entwässerte Pflaumentomate

• 2 EL Sonnengetrocknete Tomaten in Öl, fein gehackt

• 2 EL Kalamata Oliven

Wegbeschreibungen:

1.Mischen Sie eine Zwiebel, Pflaumentomaten, Öl,

sonnengetrocknete Tomaten und Oliven in einer kleinen

Schüssel.

2.Ordnen Sie die Tortillas-Chips auf einer mikrowavableplatte in einer einzigen Schicht gleichmäßig mit Käse gekrönt – Mikrowelle auf hoch für eine Minute.

3.Drehen Sie die Platte halb drehen und weiter Mikrowaving, bis der Käse sprudelt. Die Tomatenmischung über die Chips und den Käse verteilen und genießen.

Ernährung:

• Kalorien: 140

• Kohlenhydrate: 19g

• Fett: 7g

• Protein: 2g

Marinierte Feta und Artischocken

Zubereitungszeit: 10 Minuten

Kochzeit: 10 Minuten

Portionen: 2

Zutaten:

•4 Unzen traditionelle griechische Feta, in 1/2-Zoll-Würfel

geschnitten

•4 Unzen entwässerte Artischockenherzen, in der

Längsrichtung geviertelt

•1/3 Tasse natives Olivenöl extra

•Zest und Saft von 1 Zitrone

•Zwei Esslöffel grob gehackter frischer Rosmarin

•Zwei Esslöffel grob gehackte frische Petersilie

•1/2 Teelöffel schwarze Pfefferkörner

Wegbeschreibungen:

1.In einer Glasschüssel, kombinieren Sie die Feta und

Artischockenherzen. Fügen Sie das Olivenöl, Zitronenschale

und Saft, Rosmarin, Petersilie und Pfefferkörner, und werfen sanft zu beschichten, sicher, nicht die Feta zu zerbröckeln.

2.Cool für 4 Stunden, oder bis zu 4 Tage. Nehmen Sie den Kühlschrank 30 Minuten vor dem Servieren ab.

Ernährung:

•Kalorien: 235

•Fett: 23g

•Kohlenhydrate:1g

•Protein: 4g

•Natrium: 714 mg

Butternut Squash Fries

Zubereitungszeit: 5 Minuten Kochzeit: 10 Minuten

Portionen: 2

Zutaten:

•1 Butternusskürbis 1 EL natives Olivenöl extra

•1/2 EL Traubenkernöl 1/8 TL Meersalz

Wegbeschreibungen:

1.Entfernen Sie Samen aus dem Squash und schneiden Sie sie in dünne Scheiben. Mantel mit nativem Olivenöl extra und Traubenkernöl. Fügen Sie eine Prise Salz und werfen, um gut zu beschichten.

2.Die Squashscheiben auf drei Backbleche anrichten und 10 Minuten backen, bis sie knusprig sind.

Ernährung:

•Kalorien: 40 Kohlenhydrate: 10g

•Fett: 0g

•Protein: 1g

Roter Pfeffer Hummus

Zubereitungszeit: 10 Minuten

Kochzeit: 0 Minuten

Portionen: 6

Zutaten:

• 6 Unzen geröstete rote Paprika, geschält und gehackt

• 16 Unzen Kichererbsen konserven, entwässert und gespült

• 1/4 Tasse griechischer Joghurt

• Drei Esslöffel Tahini-Paste

• Saft von 1 Zitrone

• Drei Knoblauchzehen, gehackt

• Ein Esslöffel Olivenöl

• Eine Prise Salz und schwarzer Pfeffer

• Ein Esslöffel Petersilie, gehackt

Wegbeschreibungen:

1. In Ihre Küchenmaschine, kombinieren Sie die roten Paprika mit den restlichen Zutaten. Das Öl und die Petersilie und den Puls nicht mit einschließen.

2.Fügen Sie das Öl, Puls wieder, teilen Sie in Tassen, streuen Sie die Petersilie auf der Oberseite, und dienen als Party-Spread.

Ernährung:

• Kalorien: 255

• Fett: 11.4g

• Kohlenhydrate: 17.4g

• Protein: 6,5mg

• Natrium: 593 mg

Hauptkurse

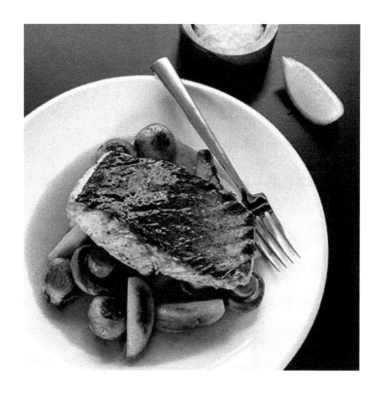

Chicken Closure

Zubereitungszeit: 10 Minuten Kochzeit: 2 Stunden

Portionen: 6 Zutaten:

• 1 (32-Unze) können gehackte Tomaten, entwässert

• 1/4 Tasse trockener Weißwein Zwei Esslöffel Tomatenmark

• Drei Esslöffel natives Olivenöl extra

• 1/4 Teelöffel Paprikaflocken

• Ein Teelöffel gemahlenes Allspice

• 1/2 Teelöffel getrockneter Oregano Zwei ganze Nelken

• Ein Zimtstab 1/2 Teelöffel Meersalz

• 1/8 Teelöffel frisch gemahlener schwarzer Pfeffer

• Vier knochenlose, hautlose Hähnchenbrusthälften

Wegbeschreibungen:

1.In einen großen Topf bei mittlerer Hitze, kombinieren Sie die

Tomaten, Wein, Tomatenmark, Olivenöl, Paprikaflocken,

Allspice, Oregano, Nelken, Zimtstange, Meersalz und Pfeffer.

Zum Kochen bringen, gelegentlich rühren. Reduzieren Sie die

Hitze auf mittel-niedrig und köcheln Für 30 Minuten,

gelegentlich unter Rühren. Die ganzen Nelken und

Zimtstange aus der Sauce entfernen und entsorgen und die

Sauce abkühlen lassen.

2.Den Ofen auf 350°F vorheizen.

3.Stellen Sie das Huhn in eine 9-mal-13-Zoll-Backform. Gießen

Sie die Sauce über das Huhn und bedecken Sie die Pfanne mit

Aluminiumfolie. Backen Sie es für 40 bis 45 Minuten, oder bis

das Huhn eine Innentemperatur von 165°F erreicht.

Ernährung:

•Kalorien: 220 Protein: 8g

•Gesamtkohlenhydrate: 11g

•Faser: 3g

•Gesamtfett: 14g

Türkei Burger mit Mango Salsa

Zubereitungszeit: 15 Minuten

Kochzeit: 10 Minuten

Portionen: 6

Zutaten:

• 11,5 Pfund gemahlene Putenbrust

• Ein Teelöffel Meersalz, geteilt

• 1/4 Teelöffel frisch gemahlener schwarzer Pfeffer

• Zwei Esslöffel natives Olivenöl extra

• Zwei Mangos, geschält, entsteint und gewürfelt

• 1/2 rote Zwiebel, fein gehackt

• Saft von 1 Limette

• Eine Knoblauchzehe, gehackt

• 1/2 Jalapeo-Pfeffer, entkernt und fein gehackt

• Zwei Esslöffel gehackte frische Korianderblätter

Wegbeschreibungen:

1. Form die Putenbrust in vier Patties und würzen mit 1/2

Teelöffel Meersalz und Pfeffer.

2.In eine große Antihaftpfanne bei mittlerer Hitze, erhitzen Sie das Olivenöl, bis es schimmert.

3.Fügen Sie die Putenpasteten hinzu und kochen Sie ca. 5 Minuten pro Seite, bis sie gebräunt sind.

4.Während die Patties kochen, mischen Sie die Mango, rote Zwiebel, Limettensaft, Knoblauch, Jalapeo, Koriander, und verbleibende 1/2 Teelöffel Meersalz in einer kleinen Schüssel. Die Salsa über die Putenpasteten löffeln und servieren.

Ernährung:

•Kalorien: 384 Protein: 34g

•Gesamtkohlenhydrate: 27g

•Gesamtfett: 16g

•Cholesterin: 84mg

Mexikanische Art Türkei Speck bisses

Zubereitungszeit: 5 Minuten Kochzeit: 0 Minuten

Portionen: 8

Zutaten:

•4 Unzen Putenspeck, gehackt

•4 Unzen Neufchatel-Käse

•1 Esslöffel Butter, kalt

•1 Jalapeno-Pfeffer, deveined und gehackt

•1 Teelöffel mexikanischer Oregano

•2 Esslöffel Jakobsmuscheln, fein gehackt

Wegbeschreibungen:

1.Mischen Sie alle Zutaten in einer Mischschüssel. Rollen Sie die Mischung in 8 Kugeln. Dienen.

Ernährung: Kalorien: 19 Fett: 16.7g Kohlenhydrate: 2.2g

Protein: 8.8g Ballaststoffe: 0.3g

Authentische Türkei Kebabs

Zubereitungszeit: 15 Minuten

Kochzeit: 30 Minuten

Portionen: 6

Zutaten:

• 1 1/2 Pfund Putenbrust, gewürfelt

• 3 spanische Paprika, in Scheiben geschnitten

• 2 Zucchinis, in dicke Scheiben geschnitten

• 1 Zwiebel, in Keile geschnitten

• 2 Esslöffel Olivenöl, Raumtemperatur

• 1 Esslöffel trockene Ranch Würzung

Wegbeschreibungen:

1.Fädiebe die Putenstücke und das Gemüse auf

Bambusspieße. Die Spieße mit trockener Ranch würzen und

Olivenöl bestreuen.

2.Grill Ihre Kebabs für etwa 10 Minuten, drehen sie

regelmäßig, um auch kochen.

3.Wrap Ihre Kebabs in Folie, bevor Sie sie in luftdichte

Behälter packen; halten Sie sie bis zu 3 Tage im Kühlschrank

auf.

Ernährung:

•Kalorien: 2

•Fett: 13.8g

•Kohlenhydrate: 6.7g

•Protein: 25.8g

•Faser: 1.2g

Gerstenrisotto mit Parmesan

Zubereitungszeit: 5 Minuten

Kochzeit: 25 Minuten

Portionen: 4

Zutaten:

•4 Tassen natriumarme oder salzfreie Gemüsebrühe

•Ein Esslöffel natives Olivenöl extra

•1 Tasse gehackte gelbe Zwiebel (ca. 1/2 mittlere Zwiebel)

•2 Tassen ungekochte Perlgerste

•1/2 Tasse trockener Weißwein

•1 Tasse frisch geriebener Parmesankäse (ca. 4 Unzen), geteilt

•1/4 Teelöffel koscher oder Meersalz

•1/4 Teelöffel frisch gemahlener schwarzer Pfeffer

•Frisch gehackte Schnittlauch und Zitronenkeile, zum

Servieren (optional)

Wegbeschreibungen:

1.Die Brühe in einen mittleren Topf geben und zum Kochen

bringen.

2.In einen Topf bei mittlerer Hitze, gießen Sie das Öl.

3.Fügen Sie die Zwiebel und kochen für 8 Minuten, gelegentlich unter Rühren. Fügen Sie die Gerste, dann kochen Sie es für 2 Minuten, unter Rühren, bis die Gerste geröstet wird. Gießen Sie den Wein und kochen Sie für etwa 1 Minute oder bis der größte Teil der Flüssigkeit verdunstet. Fügen Sie eine Tasse heiße Brühe in den Topf und kochen, rühren für etwa 2 Minuten, oder warten, bis der größte Teil der Flüssigkeit absorbiert wird. Fügen Sie die verbleibende Brühe 1 Tasse zu einer Zeit, Kochen, bis jede Tasse absorbiert wird (ca. 2 Minuten jedes Mal), bevor Sie die nächste hinzufügen. Die letzte Zugabe von Brühe wird etwas länger dauern, um zu absorbieren, etwa 4 Minuten.

4.Nehmen Sie den Topf von der Hitze, rühren Sie in 1/2 Tasse Käse und Salz und Pfeffer. Servieren Sie mit dem dauerhaften Käse an der Seite, zusammen mit den Schnittlauch und Zitronenkeile (wenn mit).

Ernährung:

• Kalorien: 346

• Gesamtfett: 7g

• Gesamtkohlenhydrate: 56g

• Faser: 11g

• Protein: 14g

Brauner Reis Pilaf mit Goldenen Rosinen

Zubereitungszeit: 5 Minuten

Kochzeit: 25 Minuten

Portionen: 4

Zutaten:

- Ein Esslöffel natives Olivenöl extra

- 1 Tasse gehackte Zwiebel (ca. 1/2 mittelgroße Zwiebel)

- 1/2 Tasse geschredderte Karotte (ca. eine mittlere Karotte)

- Ein Teelöffel gemahlener Kreuzkümmel

- 1/2 Teelöffel gemahlener Zimt

- 2 Tassen Instant brauner Reis

- 13/4 Tassen 100% Orangensaft

- 1/4 Tasse Wasser

- 1 Tasse goldene Rosinen

- 1/2 Tasse geschälte Pistazien

- Gehackte frische Schnittlauch (optional)

Wegbeschreibungen:

1.In eine Pfanne bei mittlerer Hitze, erwärmen Sie das Öl.
Fügen Sie die Zwiebel, dann kochen für 5 Minuten, häufig
rühren. Die Karotten, Kreuzkümmel und Zimt dazugeben
und 1 Minute kochen, häufig unter Rühren. Reis, Orangensaft
und Wasser unterrühren. Lassen Sie es kochen, decken, dann
senken Sie die Hitze auf mittel-niedrig. 7 Minuten köcheln
lassen, oder bis der Reis durchgegart ist und die Flüssigkeit
absorbiert wird.

2.Stir in den Rosinen, Pistazien, und Schnittlauch (wenn mit)
und servieren.

Ernährung:

• Kalorien: 320 Gesamtfett: 7g

• Gesamtkohlenhydrate: 61g

• Faser: 5g

• Protein: 6g

Spinat und Feta-Gefüllte Hühnerbrüste

Zubereitungszeit: 10 Minuten Kochzeit: 45 Minuten

Portionen: 4

Zutaten:

•Zwei Esslöffel natives Olivenöl extra

•1 Pfund frischer Babyspinat Drei Knoblauchzehen, gehackter

Zest von 1 Zitrone

•1/2 Teelöffel Meersalz

•1/8 Teelöffel frisch gemahlener schwarzer Pfeffer

•1/2 Tasse zerbröckelter Feta-Käse

•Vier knochenlose, hautlose Hähnchenbrusthälften, auf die

1/2-Zoll-Dicke gehämmert

Wegbeschreibungen:

1.Den Ofen auf 350°F vorheizen.

2.In eine große Pfanne bei mittlerer Hitze, erhitzen Sie das

Olivenöl, bis es schimmert.

3.Fügen Sie den Spinat hinzu. Kochen Sie für 3 bis 4 Minuten, unter Rühren, bis verwelkt.

4.Fügen Sie den Knoblauch, Zitronenschale, Meersalz und Pfeffer. Kochen Sie für 30 Sekunden, ständig unter Rühren. Etwas abkühlen und im Käse mischen.

5.Verteilen Sie den Spinat und Käse Mischung in einer gleichmäßigen Schicht über die Hähnchenstücke. Rollen Sie die Brust um die Füllung. Mit Zahnstochern oder Metzgerbindfäden geschlossen halten. Die Brüste in eine 9 x 13-Zoll-Backform geben und 30 bis 40 Minuten backen, oder bis das Huhn eine Innentemperatur von 165°F erreicht. Aus dem Ofen nehmen und 5 Minuten vor dem Schneiden ruhen lassen und

Ernährung:

•Kalorien: 263 Protein: 17g

•Gesamtkohlenhydrate: 7g Gesamtfett: 20g

•Cholesterin: 63mg

Rosmarin gebacken Huhn Drumsticks

Zubereitungszeit: 5 Minuten

Kochzeit: 60 Minuten

Portionen: 6

Zutaten:

•Zwei Esslöffel gehackte frische Rosmarinblätter

•Ein Teelöffel Knoblauchpulver

•1/2 Teelöffel Meersalz

•1/8 Teelöffel frisch gemahlener schwarzer Pfeffer

•Zest von 1 Zitrone

•12 Hähnchentrommelstäbchen

Wegbeschreibungen:

1.Den Ofen auf 350°F vorheizen.

2.In einer kleinen Schüssel, kombinieren Sie Rosmarin,

Knoblauchpulver, Meersalz, Pfeffer und Zitronenschale.

3.Die Trommelstäbchen in eine 9 x 13-Zoll-Backform geben

und mit der Rosmarinmischung bestreuen – Etwa 1 Stunde

backen, oder bis das Huhn eine Innentemperatur von 165°F erreicht.

Ernährung:

- Kalorien: 163

- Protein: 26g

- Gesamtkohlenhydrate: 2g

- Gesamtfett: 6g

- Cholesterin: 81mg

Joghurt mit Datteln

Zubereitungszeit: 10 Minuten

Kochzeit: 0 Minuten

Portionen: 4

Zutaten:

•5 Datteln, entsteint, gehackt

•2 Tassen joghurt

•1/2 Teelöffel Vanilleextrakt

•4 Pekannüsse, gehackt

Wegbeschreibungen:

1.Mischen Sie alle Zutaten im Mixer und mischen Sie, bis glatt.

2.Pour es in die Servierbecher.

Ernährung:

•Kalorien: 215 Protein: 8.7g Kohlenhydrate: 18.5g

•Fett: 11.5g Ballaststoffe: 2.3g

Libanesischer Reis und gebrochene Nudeln mit Kohl

Zubereitungszeit: 5 Minuten Kochzeit: 25 Minuten

Portionen: 4

Zutaten:

• Ein Esslöffel natives Olivenöl extra

• 1 Tasse (ca. 3 Unzen) ungekochtver Vermicelli oder dünne Spaghetti, in 1- bis 11-Zoll-Stücke gebrochen

• 3 Tassen geschredderten Kohl (ca. eine halbe 14-Unzen-Packung Coleslaw-Mischung oder einen halben kleinen Kopf Kohl)3 Tassen mit niedrigem Natrium- oder Salzzusatz Gemüsebrühe 1/2 Tasse Wasser 1 Tasse instant braunen Reis

• Zwei Knoblauchzehen 1/4 Teelöffel koscher oder Meersalz

• 1/8 bis 1/4 Teelöffel zerkleinerter roter Pfeffer

• 1/2 Tasse lose verpackt, grob gehackter Koriander

• Frische Zitronenscheiben, zum Servieren (optional)

Wegbeschreibungen:

1.In eine Pfanne bei mittlerer Hitze, gießen Sie das Öl.

2.Put die Pasta und kochen für 3 Minuten toasten, oft unter Rühren. Fügen Sie den Kohl und kochen für 4 Minuten, häufig unter Rühren. Brühe, Wasser, Reis, Knoblauch, Salz und zerkleinerten Roten Pfeffer dazugeben und bei großer Hitze zum Kochen bringen. Rühren, schließen Sie den Deckel, und reduzieren Sie die Hitze auf mittel-niedrig. 10 Minuten köcheln lassen.

3.Entfernen Sie die Pfanne von der Hitze, aber heben Sie den Deckel nicht an. Lassen Sie für 5 Minuten sitzen. Die Knoblauchzehen ausfischen, mit einer Gabel zermahlen und den Knoblauch dann wieder in den Reis rühren. Den Koriander unterrühren. Mit Zitronenscheiben servieren (falls verwendet).

Ernährung:

•Kalorien: 259 Gesamtfett: 4g

•Gesamtkohlenhydrate: 49g

•Faser: 3g Protein: 7g

Crispy Pesto Huhn

Zubereitungszeit: 15 Minuten

Kochzeit: 50 Minuten

Portionen: 2

Zutaten:

• 12 Unzen (340 g) kleine rote Kartoffeln (3 oder 4 Kartoffeln), geschrubbt und in 1-Zoll-Stücke gewürfelt

• 1 Esslöffel Olivenöl 1/2 Teelöffel Knoblauchpulver

• 1/4 Teelöffel Salz

• 1 (8-Unze / 227-g) knochenlose, hautlose Hühnerbrust

• 3 Esslöffel zubereitetes Pesto

Wegbeschreibungen:

1. Heizen Sie Ihren Ofen auf 425oF (220oC). Ein Backblech mit Pergamentpapier auslegen.

2. Kombinieren Sie die Kartoffeln, Olivenöl, Knoblauchpulver und Salz in einer mittleren Schüssel. Werfen Sie gut zu beschichten.

3.Die Kartoffeln auf dem Pergamentpapier anrichten und 10 Minuten braten. Die Kartoffeln umdrehen und für weitere 10 Minuten rösten.

4.In der Zwischenzeit das Huhn in die gleiche Schüssel geben und mit dem Pesto werfen, das Huhn gleichmäßig beschichten.

5.Überprüfen Sie die Kartoffeln, um sicherzustellen, dass sie oben und unten goldbraun sind. Sie wieder zu bestochen und die Hühnerbrust in die Pfanne geben.

6.Drehen Sie die Hitze auf 350oF (180oC) und rösten Sie das Huhn und Kartoffeln für 30 Minuten. Stellen Sie sicher, dass das Huhn eine Innentemperatur von 74oC erreicht und die Kartoffeln gabelnd sind.

7.Lassen Sie abkühlen für 5 Minuten vor dem Servieren.

Ernährung:

•Kalorien: 378 Fett: 16.0g

•Protein: 29.8g Kohlenhydrate: 30.1g

•Faser: 4.0g Natrium: 425mg

Spinat Frittata

Zubereitungszeit: 15 Minuten

Kochzeit: 20 Minuten

Portionen: 6

Zutaten:

•1/4 Tasse Kalamata Oliven, entsteint und gehackt

•8 Eier, geschlagen

•2 Tassen Spinat, gehackt

•1 Esslöffel Olivenöl

•1/2 Teelöffel Chiliflocken

•2 oz Feta, zerbröselt

•1/4 Tasse Joghurt

Wegbeschreibungen:

1.Bürsten Sie die Pfanne mit Olivenöl. Danach alle restlichen

Zutaten in der Rührschüssel vermischen und in die Pfanne

gießen.

2.Backdie frittata für 20 Minuten bei 355oF. Servieren.

Ernährung:

- Kalorien: 145

- Protein: 9.6g

- Kohlenhydrate: 2.3g

- Fett: 10.9g

- Faser: 0.4g

Herzhafte Butternuss Spinat, und Käse Lasagne

Zubereitungszeit: 15 Minuten Kochzeit: 3 Stunden & 45

Minuten Portionen: 6

Zutaten:

• 2 Esslöffel natives Olivenöl extra, geteilt

• 1 Butternusskürbis, längs halbiert und entkernt

• 1/2 Teelöffel Salbei

• 1/2 Teelöffel Meersalz

• 1/4 Teelöffel gemahlener schwarzer Pfeffer

• 1/4 Tasse geriebener Parmesankäse

• 2 Tassen Ricotta-Käse

• 1/2 Tasse ungesüßte Mandelmilch

• 5 Lagen Vollkorn-Lasagne-Nudeln (ca. 12 Unzen/340 g

insgesamt)

• 4 Unzen (113 g) frische Spinatblätter, geteilt

• 1/2 Tasse geschreddert Teil-Skim Mozzarella, zum

Garnieren

Wegbeschreibungen:

1.Den Ofen auf 400oF (205oC) vorheizen. Ein Backblech mit

Pergamentpapier auslegen.

2.Bürsten Sie 1 Esslöffel Olivenöl auf der geschnittenen Seite

des Butternusskürbisses, dann legen Sie den Kürbis auf das

Backblech.

3.Backen Sie im Ofen innerhalb von 45 Minuten oder bis der

Squash zart ist. Abkühlen lassen, bis Sie es handhaben

können, dann schaufeln Sie das Fleisch aus und legen Sie es in

eine Küchenmaschine, um zu pürieren.

4.Kombinieren Sie das pürierte Butternuss-Kürbisfleisch mit

Salbei, Salz und gemahlenem schwarzen Pfeffer in einer

großen Schüssel. Rühren, um gut zu mischen.

5.Kombinieren Sie den Käse und die Milch in einer separaten

Schüssel, dann mit Salz und Pfeffer nach Geschmack

bestreuen.

6.Grease den langsamen Herd mit 1 Esslöffel Olivenöl, dann fügen Sie eine Schicht Lasagne Nudeln, um den boden des langsamen Kochers zu beschichten.

7.Spread die Hälfte der Squash-Mischung auf die Nudeln, dann top die Squash-Mischung mit einer anderen Schicht Lasagne Nudeln.

8.Die Hälfte des Spinats auf die Nudeln legen, dann den Spinat mit der Hälfte der Käsemischung aufladen. Mit den restlichen 3 Schichten Lasagnenudeln, Kürbismischung, Spinat und Käsemischung wiederholen.

9.Top die Käsemischung mit Mozzarella, dann den Deckel aufsetzen und auf niedrig für 3 Stunden kochen oder bis die Lasagne Nudeln al dente sind. Sofort servieren.

Ernährung: Kalorien: 657 Fett: 37.1g Protein: 30.9g

Kohlenhydrate: 57.2g Ballaststoffe: 8.3g Natrium: 918mg

Gebackene Eier mit Petersilie

Zubereitungszeit: 15 Minuten

Kochzeit: 20 Minuten

Portionen: 6

Zutaten:

• 2 grüne Paprika, gehackt

• 3 Esslöffel Olivenöl

• 1 gelbe Zwiebel, gehackt

• 1 Teelöffel süße Paprika

• 6 Tomaten, gehackt

• 6 Eier

• 1/4 Tasse Petersilie, gehackt

Wegbeschreibungen:

1. Warm eine Pfanne mit dem Öl bei mittlerer Hitze, fügen Sie alle Zutaten außer Eiern und rösten Sie sie für 5 Minuten.

2. Stir das Gemüse gut und knacken die Eier.

3. Die Pfanne mit Eiern im vorgeheizten auf 360oF Ofen überführen und 15 Minuten backen.

Ernährung:

- Kalorien: 167

- Protein: .3g

- Kohlenhydrate: 10.2g

- Fett: 11.8g

- Faser: 2.6g

Meeresfrüchte

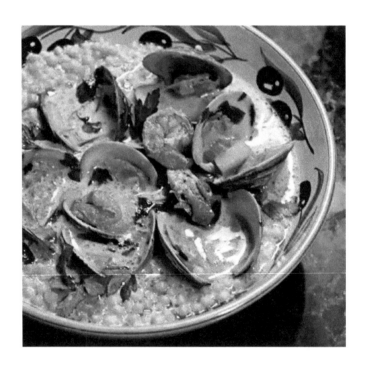

Mittelmeer-Kabeljau-Eintopf

Zubereitungszeit: 10 Minuten Kochzeit: 20 Minuten

Portionen: 6

Zutaten:

- Zwei Esslöffel natives Olivenöl extra

- 2 Tassen gehackte Zwiebel

- Zwei Knoblauchzehen, gehackt

- 3/4 Teelöffel geräucherter Paprika

- 1 (14,5-Unze / 411-g) können gewürfelte Tomaten,
ungewirbelt

- 1 (12-Unzen / 340-g) Glas geröstete rote Paprika, entwässert
und gehackt 1 Tasse in Scheiben geschnittenOliven, grün oder
schwarz

- 1/3 Tasse trockener Rotwein

- 1/4 Teelöffel koscher oder Meersalz

- 1/4 Teelöffel frisch gemahlener schwarzer Pfeffer

- 11,5 Pfund (680 g) Kabeljaufilets, in 1-Zoll-Stücke geschnitten

- 3 Tassen in Scheiben geschnittene Pilze

Wegbeschreibungen:

1.In einen großen Topf auf Hitze, gießen Sie das Öl. Die Zwiebel und 4 Minuten kochen, gelegentlich unter Rühren. Fügen Sie die geräucherte Paprika und Knoblauch, dann kochen für 1 Minute, oft unter Rühren.

2.Die Tomaten mit ihren Säften, gerösteten Paprika, Oliven, Wein, Pfeffer, Salz vermischen und die Hitze mittelhoch machen. Die Mischung zum Kochen bringen. Fügen Sie die Kabeljaufilets und Pilze, und reduzieren Sie die Hitze auf Medium.

3.Schließen Sie den Deckel, dann kochen für 10 Minuten, ein paar Mal rühren, bis der Kabeljau durchgegart ist und Flocken leicht, und servieren.

Ernährung:

• Kalorien: 167 Fett: 5.0g Protein: 19.0g

• Kohlenhydrate: 11.0g Ballaststoffe: 5.0g Natrium: 846mg

Easy Fish Curry

Zubereitungszeit: 10 Minuten

Kochzeit: 20 Minuten

Portionen: 4

Zutaten:

• Saft einer halben Limette

• Eine Handvoll Korianderblätter

• 1/2 Pfund weißer Fisch in große Streifen geschnitten

• Salz und Pfeffer nach Geschmack

• 2 Tomaten, gehackt

• 1/2 Tasse Kokosmilch

• 15 Curryblätter

• 1 Teelöffel Kurkuma, gemahlen

• 2 Teelöffel Currypulver

• 2 Esslöffel Ingwer, gerieben

• 3 Knoblauchzehen, in Scheiben geschnitten

• 1 Zwiebel, gehackt

• 2 Esslöffel Kokosöl

Wegbeschreibungen:

1.Heizöl in einem mittleren Topf. Die Zwiebel bei mittlerer Hitze bis zur Durchscheinen den Zwiebels anbraten.

2.Fügen Sie den Ingwer und Knoblauch und kochen für eine Minute vor dem Hinzufügen der Curry-Pulver, Curry-Blätter, und Kurkuma. Kochen Sie eine Minute weiter, bevor Sie die Kokosmilch hinzufügen.

3.Fügen Sie die gehackten Tomaten und köcheln für 5 Minuten oder bis die Tomaten weich sind.

4.Den Fisch hinzufügen und mit Salz und Pfeffer abschmecken. Kochen Sie für 8 Minuten, bevor Sie den Limettensaft und korianderblätter hinzufügen.

5.Serve warm.

Ernährung: Kalorien: 213 Fett: 14.7g Protein: 12.3g

Kohlenhydrate: 10.5g

Ingwer Scallion Sauce über Seared Ahi

Zubereitungszeit: 10 Minuten

Kochzeit: 6 Minuten

Portionen: 4

Zutaten:

• 1 Bund Jakobsmuscheln, Böden entfernt, fein gehackt

• 1 Esslöffel Reisweinessig

• 1 Esslöffel Braggs flüssiger Amino

• 16-oz Ahi Thunfisch Steaks

• 2 Esslöffel frischer Ingwer, geschält und gerieben

• 3 Esslöffel Kokosöl, geschmolzen

• Pfeffer und Salz nach Geschmack

Wegbeschreibungen:

1. In eine kleine Schüssel Mischen Sie Essig, 2 Esslöffel Öl, Sojasauce, Ingwer und Jakobsmuscheln. Beiseite.

2. Bei mittlerem Feuer, legen Sie einen großen Topf und erhitzen Sie das restliche Öl. Sobald das Öl heiß ist und zu

rauchen beginnt, Ohrthunfisch bis tief gebräunt oder für zwei Minuten pro Seite.

3.Stellen Sie thunfischischen See auf eine Servierplatte und lassen Sie ihn 5 Minuten stehen, bevor Sie in 1 Zoll dicke Streifen schneiden.

4.Drizzle die Ingwer-Scallion-Mischung über den gemeerten Thunfisch, servieren und genießen.

Ernährung:

• Kalorien: 247

• Protein: 29g

• Fett: 1g

• Kohlenhydrate: 8g

Curry Lachs mit Senf

Zubereitungszeit: 10 Minuten

Kochzeit: 8 Minuten

Portionen: 4

Zutaten:

•1/4 Teelöffel gemahlener roter Pfeffer oder Chilipulver

•1/4 Teelöffel gemahlener Kurkuma

•1/4 Teelöffel Salz

•1 Teelöffel Honig

•1/8 Teelöffel Knoblauchpulver oder 1 Knoblauchzehe

gehackt

•2 Teelöffel. Vollkornsenf

•4 Stück 6-oz Lachsfilets

Wegbeschreibungen:

1.In eine kleine Schüssel, gut Salz, Knoblauchpulver, Paprika,

Kurkuma, Honig und Senf mischen.

2.Vorheizen Ofen zu brüten und fetten eine Backform mit

Kochspray.

3.Lachs auf eine Backform mit Hautseite nach unten legen und gleichmäßig Senfmischung auf dem Lachs verteilen.

4.Pop im Ofen und Masthähnchen bis flockig ca. 8 Minuten.

Ernährung:

•Kalorien: 324

•Fett: 18,9 g

•Protein: 34 g

•Kohlenhydrate: 2,9 g

Gesunde Pochierte Forelle

Zubereitungszeit: 10 Minuten

Kochzeit: 10 Minuten

Portionen: 2

Zutaten:

• 1 8-oz knochenloses, hautauf Forellenfilet

• 2 Tassen Hühnerbrühe oder Wasser

• 2 Lauch, halbiert

• 6-8 Scheiben Zitrone

• Salz und Pfeffer nach Geschmack

Wegbeschreibungen:

1. Bei mittlerem Feuer, legen Sie eine große Antihaft-Pfanne und arrangieren Lauch und Zitronen auf einer Pfanne in einer Schicht. Mit Suppenvorrat oder Wasser abdecken und zum Kochen bringen.

2. In der Zwischenzeit Forelle auf beiden Seiten mit Pfeffer und Salz würzen. Forelle auf eine köchelnde Pfanne mit Wasser

legen. Bedecken und kochen, bis Forelle flockig ist, ca. 8 Minuten.

3.In eine Servierplatte, Löffel Lauch und Zitronen auf der Unterseite des Tellers, oben mit Forelle, und Löffelsauce in den Teller. Servieren und genießen.

Ernährung:

• Kalorien: 360,2

• Protein: 13.8g

• Fett: 7.5g

• Kohlenhydrate: 51.5g

Knusprige Coco-Shrimp mit Mango Dip

Zubereitungszeit: 10 Minuten Kochzeit: 20 Minuten

Portionen: 4

Zutaten:

- 1 Tasse geschredderte Kokosnuss

- 1 Pfund.raw Garnelen, geschält und deveined

- 2 Eiweiße

- 4 Esslöffel Tapiokastärke

- Pfeffer und Salz nach Geschmack

Mango Dip Zutaten:

- 1 Tasse Mango, gehackt 1 Jalapeo, dünn gehackt

- 1 Teelöffel Limettensaft

- 1/3 Tasse Kokosmilch

- 3 Teelöffel Rohhonig

Wegbeschreibungen:

1.Backofen auf 400°F vorheizen.

2.Bereit eine Pfanne mit einem Drahtgestell auf der Oberseite.

3.In einer mittleren Schüssel Tapiokastärke hinzufügen und mit Pfeffer und Salz abschmecken.

4.In eine zweite mittlere Schüssel, Eiweiß und Schneebesen hinzufügen.

5.In eine dritte mittlere Schüssel, Kokosnuss hinzufügen.

6.To bereiten Garnelen, tauchen Sie zuerst in Tapiokastärke, dann Eiweiß und dann Kokosnuss. Legen Sie ausgebaggerte Garnelen auf Drahtgestell. Wiederholen Sie dies, bis alle Garnelen abgedeckt sind.

7.Pop Garnelen im Ofen und braten für 10 Minuten pro Seite.

8.Mittlerweile machen Sie den Dip, indem Sie alle Zutaten zu einem Mixer hinzufügen. Püree bis glatt und cremig. In eine Tauchschüssel geben. Sobald Garnelen goldbraun sind, mit Mango-Dip servieren.

Ernährung:

• Kalorien: 294.2 Protein: 26.6g

• Fett: 7g Kohlenhydrate: 31.2g

Fenchel Poached Kabeljau mit Tomaten

Zubereitungszeit: 10 Minuten

Kochzeit: 20 Minuten

Portionen: 4

Zutaten:

- Ein Esslöffel Olivenöl

- 1 Tasse dünn geschnittener Fenchel

- 1/2 Tasse dünn geschnittene Zwiebel

- Ein Esslöffel gehackter Knoblauch

- 1 (15-Unzen / 425-g) können gewürfelte Tomaten

- 2 Tassen Hühnerbrühe

- 1/2 Tasse Weißwein

- Saft und Schale von 1 Orange

- Eine Prise Paprikaflocken

- Ein Lorbeerblatt

- 1 Pfund (454 g) Kabeljau

Wegbeschreibungen:

1.Erhitzen Sie das Olivenöl in einer Pfanne. Fenchel und

Zwiebel aufstellen, dann 6 Minuten kochen, gelegentlich unter

Rühren oder bis zum Durchscheinen kochen. Den Knoblauch

geben, dann 1 Minute mehr kochen.

2.Fügen Sie die Tomaten, Hühnerbrühe, Wein, Orangensaft

und Schale, rote Paprika Flocken, Lorbeerblatt, und sehen

Siedie für 5 Minuten, um die Aromen zu verschmelzen.

3.Vorsichtig den Kabeljau in einer einzigen Schicht

hinzufügen, abdecken und köcheln für 6 bis 7 Minuten.

4.Transfer Fisch auf ein Serviergericht, Löffel die restliche

Sauce über den Fisch und servieren.

Ernährung:

• Kalorien: 336 Fett: 12.5g Protein: 45.1g

• Kohlenhydrate:11.0g Ballaststoffe: 3.3g Natrium: 982mg

Gurken-Basilikum Salsa auf HeilbuttBeutel

Zubereitungszeit: 10 Minuten

Kochzeit: 17 Minuten

Portionen: 4

Zutaten:

• 1 Limette, dünn in 8 Stücke geschnitten

• 2 Tassen Senfgrün, Stiele entfernt

• 2 Teelöffel Olivenöl

• 4 – 5 Radieschen getrimmt und geviertelt

• 4 4-oz hautlose Heilbuttfilets

• 4 große frische Basilikumblätter

• Cayennepfeffer nach Geschmack – optional

• Pfeffer und Salz nach Geschmack

Salsa Zutaten:

• 1 1/2 Tassen gewürfelte Gurke

• 1 1/2 fein gehackte frische Basilikumblätter

• 2 Teelöffel frischer Limettensaft

• Pfeffer und Salz nach Geschmack

Wegbeschreibungen:

1. Backofen auf 400°F vorheizen.

2. Vorbereiten Pergamentpapiere, indem Sie 4 Stück 15 x 12-Zoll-Rechtecke. Längsweise in der Hälfte falten und Stücke auf dem Tisch entfalten.

3. Saison Heilbuttfilets mit Pfeffer, Salz und Cayenne – wenn Cayenne.

4. Nur auf der rechten Seite der Falte, gehen längs, Platz 1/2 Tasse Senf Grüns. Fügen Sie ein Basilikumblatt in der Mitte von Senfgrüns hinzu und mit 1 Limettenscheibe gekrönt. Um die Grüns, Schicht 1/4 der Radieschen. Mit einem Teelöffel Öl betränkt, mit Pfeffer und Salz abschmecken. Oben mit einer Scheibe Heilbuttfilet.

5. So wie Sie eine Calzone machen würden, falten Sie das Pergamentpapier über Ihre Füllung und knirschen Sie die Ränder des Pergamentpapiers von einem Ende bis zum

anderen Ende. Um das Ende des gekräuschten Pergamentpapiers zu versiegeln, kneifen Sie es.

6.Wiederholen Sie den Vorgang mit den restlichen Zutaten, bis Sie 4 Stück Pergamentpapiere mit Heilbutt und Grüngefüllt haben.

7.Beutel in eine Backform geben und im Ofen backen, bis Heilbutt etwa 15 bis 17 Minuten lang schuppig ist.

8.Während Sie auf Heilbuttbeutel warten, um zu kochen, machen Sie Ihre Salsa, indem Sie alle Salsa-Zutaten in einer mittleren Schüssel mischen.

9.Sobald Heilbutt gekocht ist, entfernen Sie ihn aus dem Ofen und machen Sie einen Riss auf der Oberseite. Achten Sie auf den Dampf, da er sehr heiß ist. Ebenso, teilen Sie Salsa und Löffel 1/4 Salsa auf Heilbutt durch den Schlitz, den Sie erstellt haben.

Ernährung:

•Kalorien: 335.4 Protein: 20.2g

•Fett: 16.3g Kohlenhydrate: 22.1g

Gebackener Fisch mit Pistazienkruste

Zubereitungszeit: 10 Minuten Kochzeit: 20 Minuten

Portionen: 4

Zutaten:

• 1/2 Tasse natives Olivenöl extra, geteilt

• 1 Pfund (454 g) flockiger weißer Fisch (wie Kabeljau,

Schellfisch oder Heilbutt), Haut entfernt

• 1/2 Tasse fein gehackte Pistazien

• 1/2 Tasse gemahlener Leinsamen

• Zest und Saft von 1 Zitrone, geteilt

• Ein Teelöffel gemahlener Kreuzkümmel Ein Teelöffel

gemahlenes Allspice

• 1/2 Teelöffel Salz 1/4 Teelöffel frisch gemahlener schwarzer

Pfeffer

Wegbeschreibungen:

1. Den Ofen auf 400oF vorheizen.

2. Sprinkle zwei Esslöffel Olivenöl auf dem Blatt, Verbreitung,

um den Boden gleichmäßig zu beschichten.

3.Schneiden Sie den Fisch in vier gleiche Stücke und legen Sie sie auf das vorbereitete Backblech.

4.In eine kleine Schüssel, kombinieren Sie die Pistazien, Leinsamen, Zitronenschale, Kreuzkümmel, Allspice, Salz und Pfeffer. In 1/4 Tasse Olivenöl beträufeln und gut rühren.

5.Teilen Sie die Nussmischung gleichmäßig auf die Fischstücke. Den Zitronensaft und die restlichen zwei Esslöffel Olivenöl über den Fisch träufeln und bis zum Kochen 15 bis 20 Minuten, je nach Dicke des Fisches, backen.

6.Cool für 5 Minuten vor dem Servieren.

Ernährung:

• Kalorien: 509 Fett: 41.0g Protein: 26.0g

• Kohlenhydrate: 9.0g Ballaststoffe: 6.0g Natrium: 331mg

Salate

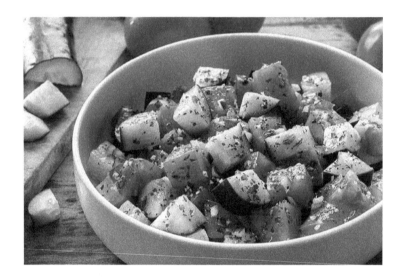

Gehackter israelischer mediterraner Pastasalat

Zubereitungszeit: 15 Minuten

Kochzeit: 2 Minuten

Portionen: 8

Zutaten:

•Kleine Fliege oder andere kurz geschnittene Pasta (.5 lb.)

.33 Tasse von jedem unten:

•Cucumber

•Radish

•Tomate (überschüssige Flüssigkeit abfließen)

•Gelbe Paprika

•Orange Paprika

•Schwarze Oliven

•Grüne Oliven

•Rote Zwiebeln

•Pepperoncini

•Feta-Käse

• Frische Thymianblätter

• Getrockneter Oregano (1 TL)

• Schwarzer Pfeffer und Salz (nach Wunsch)

Das Dressing:

• 0,25 Tasse + mehr, Olivenöl

• Saft von 1 Zitrone

Wegbeschreibungen:

1. Schneiden Sie die grünen Oliven in die Hälften. Feta und Pfefferoncini würfeln. Den Rest des Gemüses fein würfeln.

2. Bereiten Sie einen Topf mit Wasser mit dem Salz, und köcheln Sie die Pasta, bis es al dente ist (Überprüfung in zwei Minuten unter der angegebenen Zeit). In kaltem Wasser abspülen und abtropfen lassen.

3. Kombinieren Sie eine kleine Menge Öl mit der Pasta. Salz, Pfeffer, Oregano, Thymian und Gemüse zugeben. Den Rest des Öls, Zitronensaft eingießen, mischen und in den geriebenen Feta falten.

4.Pop es in den Kühlschrank innerhalb von zwei Stunden, am besten, wenn über Nacht. Geschmack testen und passen Sie die Gewürze nach Ihren Wünschen; frischen Thymian hinzufügen.

Ernährung:

•Kalorien: 65,2

•Fette: 5,6 g

•Kohlenhydrate: 4.4 g

•Faser: 1 g

•Protein: 0,8 g

Tomaten- und Avocadosalat

Zubereitungszeit: 10 Minuten

Kochzeit: 0 Minuten

Portionen: 4

Zutaten:

•1 Pfund Kirschtomaten, gewürfelt

•2 Avocados, entsteint, geschält und gewürfelt

•1 süße Zwiebel, gehackt

•Eine Prise Meersalz

•Schwarzer Pfeffer

•2 Esslöffel Zitronensaft

•1 und 1/2 Esslöffel Olivenöl

•Handvoll Basilikum, gehackt

Wegbeschreibungen:

1.Mischen Sie die Tomaten mit den Avocados und den restlichen Zutaten in einer Servierschüssel. Toss und dienen sofort.

Ernährung:

- Kalorien: 148

- Fett: 7.8g

- Faser: 2.9g

- Kohlenhydrate: 5.4g

- Protein: 5.5g

Kichererbsensalat

Zubereitungszeit: 15 Minuten

Kochzeit: 0 Minuten

Portionen: 4

Zutaten:

•15 Unzen gekochte Kichererbsen

•1 gewürfelte Roma-Tomate

•Die Hälfte von 1 gewürfelten grünen mittleren Paprika

•1 EL frische Petersilie

•1 kleine weiße Zwiebel

•.5 TL gehackter Knoblauch

•1 Zitrone, entsaftet

Wegbeschreibungen:

1.Chop die Tomate, grünen Pfeffer und Zwiebel. Den

Knoblauch zerkleinern. Kombinieren Sie jede der Zutaten in

einer Salatschüssel und werfen Sie gut.

2.Bedecken Sie den Salat, um mindestens 15 Minuten im

Kühlschrank zu kühlen. Servieren, wenn bereit.

Ernährung:

- Kalorien: 163

- Fette: 7 g

- Kohlenhydrate: 22 g

- Inhalt: 5 g

- Protein: 4 g

Griechischer Pastasalat

Zubereitungszeit: 5 Minuten

Kochzeit: 11 Minuten

Portionen: 4

Zutaten:

•1 Tasse Penne Pasta 1,5 TL Zitronensaft

•2 EL Rotweinessig 1 Knoblauchzehe

•1 TL getrockneter Oregano Schwarzer Pfeffer und Meersalz

(nach Wunsch) .33 Tasse Olivenöl

•5 halbierte Kirschtomaten

•Die Hälfte von 1 kleinen roten Zwiebel

•Die Hälfte von 1 grün - rote Paprika (jeweils)

•1/4 von 1 Gurke

•.25Tasse schwarze Oliven

•.25 Tasse zerbröckelter Feta-Käse

Wegbeschreibungen:

1.Schneiden Sie die Gurke und Oliven. Zwiebel, Paprika und Knoblauch hacken/würfeln. Die Tomaten in die Hälfteschneiden.

2.Ordnen Sie einen großen Topf mit Wasser und Salz mit der Hochtemperatur-Einstellung. Sobald es gekocht ist, fügen Sie die Pasta und kochen mit dem Deckel aus, bis es al dente (11 Min.). Spülen Sie es mit kaltem Wasser und abtropfen lassen Sie in einem Kolander.

3.Whisk das Öl, Saft, Salz, Pfeffer, Essig, Oregano, und Knoblauch. Gurken, Käse, Oliven, Paprika, Nudeln, Zwiebeln und Tomaten in einem großen Salatgericht kombinieren.

4.Fügen Sie die Vinaigrette über die Pasta und den Toss. Im Kühlschrank (bedeckt) etwa drei Stunden abkühlen und nach Belieben servieren.

Ernährung:

•Kalorien: 307 Fette: 23,6 g Kohlenhydrate: 19,3 g

•Faser: 2,1 g Protein: 5,4 g

Feta Tomatensalat

Zubereitungszeit: 5 Minuten

Kochzeit: 0 Minuten

Portionen: 4

Zutaten:

•2 EL Balsamico-Essig

•1,5 TL frisch gehacktes Basilikum oder getrocknet

•.5 TL Salz

•.5 Tasse grob gehackte süße Zwiebel

•2 EL Olivenöl

•1 Pfund Kirsch- oder Traubentomaten

•.25 Tasse. zerbröckelter Feta-Käse

Wegbeschreibungen:

1.Whisk das Salz, Basilikum und Essig. Die Zwiebel in die

Essigmischung geben und etwa fünf Minuten warten

2.Schneiden Sie die Tomaten in die Hälften und rühren Sie die

Tomaten, Feta-Käse und Öl zu servieren.

Ernährung:

- Kalorien: 121

- Fette: 9 g

- Kohlenhydrate: 9 g

- Faser: 2 g

- Protein: 3 g

Arugula Salat

Zubereitungszeit: 5 Minuten

Kochzeit: 0 Minuten

Portionen: 4

Zutaten:

•4 Tassen Rucola Blätter

•1 Tasse Kirschtomaten

•.25 Tasse Pinienkerne

•1 EL Reisessig

•2 EL Oliven-/Traubenkernöl

•.25 Tasse geriebener Parmesankäse

•Schwarzer Pfeffer & Salz (nach Wunsch)

•1 große in Scheiben geschnittene Avocado

Wegbeschreibungen:

1.Schälen und schneiden Sie die Avocado. Die Rucolablätter abspülen und trocknen, den Käse zerbrechen und die Kirschtomaten in die Hälfteschneiden schneiden.

2.Kombinieren Sie die Rucola, Pinienkerne, Tomaten, Öl,

Essig, Salz, Pfeffer und Käse.

3.Werfen Sie den Salat zu mischen und Portion es auf Teller

mit den Avocado-Scheiben zu servieren.

Ernährung:

• Kalorien: 257

• Fette: 23,2 g

• Kohlenhydrate: 10 g

• Faser: 5,9 g

• Protein: 6,2 g

Desserts

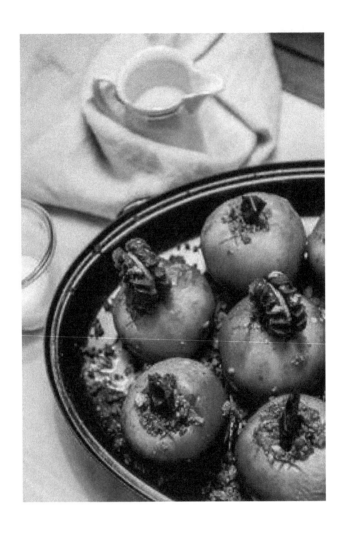

Erdbeer-Engel-Essen-Dessert

Zubereitungszeit: 15 Minuten

Kochzeit: 0 Minuten

Portionen: 18

Zutaten:

• Ein Engel Kuchen (10 Zoll)

• Zwei Packungen weicher Frischkäse

• 1 Tasse weißer Zucker

• Ein Behälter (8 oz) mit gefrorenem Flaum, aufgetaut

• 1 Liter frische Erdbeeren, in Scheiben geschnitten

• Ein Glas Erdbeereis

Wegbeschreibungen:

1. Crumble den Kuchen in einem 9 x 13-Zoll-Gericht.

2. Schlagen Sie den Frischkäse und Zucker in einer mittleren Schüssel, bis die Mischung leicht und flauschig ist. Rühren Sie das gepeitschte Topping.

3. Crush den Kuchen mit den Händen, und verteilen Sie die Frischkäse-Mischung über den Kuchen.

4.Kombinieren Sie die Erdbeeren und das Frosten in einer Schüssel, bis die Erdbeeren gut bedeckt sind. Über die Schicht Frischkäse verteilen. Abkühlen, bis er bereit ist zu dienen.

Ernährung:

• Kalorien: 261

• Fett: 11 g

• Kohlenhydrate: 36,3 g

• Protein: 3,2 g

• Cholesterin: 27 mg

• Natrium: 242 mg

Rhabarber und Apfelcreme

Zubereitungszeit: 10 Minuten

Kochzeit: 0 Minuten

Portionen: 6

Zutaten:

• 3 Tassen Rhabarber, gehackt

• Ein und 1/2 Tassen Stevia

• Zwei Eier gepfiffen

• 1/2 Teelöffel Muskatnuss, gemahlen

• Ein Esslöffel Avocadoöl

• 1/3 Tasse Mandelmilch

Wegbeschreibungen:

1.In einen Mixer, kombinieren Sie den Rhabarber mit dem Stevia und den restlichen Zutaten. Gut pulsieren, in Tassen teilen und kalt servieren.

Ernährung:

- Kalorien: 200

- Fett: 5,2 g

- Faser: 3,4 g

- Kohlenhydrate: 7,6 g

- Protein: 2,5 g

Mandel-Reis-Dessert

Zubereitungszeit: 10 Minuten Kochzeit: 20 Minuten

Portionen: 4 Zutaten:

• 1 Tasse weißer Reis 2 Tassen Mandelmilch

• 1 Tasse Mandeln, gehackt

• 1/2 Tasse Stevia

• Ein Esslöffel Zimtpulver

• 1/2 Tasse Granatapfelkerne

Wegbeschreibungen:

1. In einem Topf, mischen Sie den Reis mit der Milch und Stevia, bringen Sie es zum Kochen und kochen für 20 Minuten, oft unter Rühren.

2. Fügen Sie den Rest der Zutaten, rühren, teilen Sie in Schüsseln, und servieren. Ernährung:

• Kalorien: 234 Fett: 9.5 g

• Faser: 3,4 g Kohlenhydrate: 12,4 g Protein: 6,5 g

Schokolade bedeckt Erdbeeren

Zubereitungszeit: 15 Minuten Kochzeit: 10 Minuten

Portionen: 24 Zutaten:

•16 Unzen Milchschokolade Chips

•Zwei Esslöffel Verkürzung

•1 Pfund frische Erdbeeren mit Blättern

Wegbeschreibungen:

1.In eine Bain-marie, schmelzen Schokolade und verkürzung, gelegentlich rühren, bis glatt.

2.Pierce die Oberteilder der Erdbeeren mit Zahnstocher und tauchen Sie sie in die Schokoladenmischung.

3.Drehen Sie die Erdbeeren und legen Sie den Zahnstocher in Styropor, so dass die Schokolade abkühlt.

Ernährung:

•Kalorien: 115 Fett: 7,3 g Kohlenhydrate: 12,7 g

•Protein: 1,4 g Cholesterin: 6 mg Natrium: 31 mg

Schokolade Ganache

Zubereitungszeit: 15 Minuten

Kochzeit: 10 Minuten

Portionen: 16

Zutaten:

• 9 Unzen bittersüße Schokolade, gehackt

• 1 Tasse schwere Sahne

• Ein Esslöffel dunkler Rum (optional)

Wegbeschreibungen:

1. Die Schokolade in eine mittlere Schüssel geben. Die Sahne in einem kleinen Topf bei mittlerer Hitze aufwärmen.

2. Zum Kochen bringen. Wenn die Creme einen Siedepunkt erreicht hat, gießen Sie die gehackte Schokolade darüber und schlagen Sie, bis glatt. Rühren Sie den Rum, wenn gewünscht.

3. Lassen Sie die Ganache leicht abkühlen, bevor Sie es auf einen Kuchen gießen. Für eine flauschige Vereisung oder Schokoladenfüllung abkühlen lassen, bis dick und mit einem Schneebesen bis leicht und flauschig geschlagen.

Ernährung:

- Kalorien: 142

- Fett: 10,8 g

- Kohlenhydrate: 9,4 g

- Protein: 1,4 g

- Cholesterin: 21 mg

- Natrium: 6 mg